AF246578

RÉFLÉXIONS

SUR

L'INOCULATION.

A PARIS.

DE L'IMPRIMERIE DE CHAIGNIEAU AINÉ,

rue de la Monnoie, N°. 27.

8.

REFLEXIONS

SUR

LA NOUVELLE MÉTHODE

D'INOCULER LA PETITE VÉROLE

AVEC LE VIRUS DES VACHES;

PAR J. S. VAUME,

Docteur en Médecine, Licencié dans l'Université de Louvain, Médecin adjoint de l'Hospice du Roule à Paris, ancien Chirurgien-Major, etc. etc.

BIBLIOTHEQUE ROYALE

A PARIS,

Chez MÉQUIGNON l'aîné, Libraire, rue des Ecoles de Médecine.

AN VIII DE LA RÉPUBLIQUE.

REFLEXIONS

SUR

Les avantages qu'on doit raisonnablement espérer de la nouvelle manière d'inoculer la petite vérole, par le moyen de la vachine (1).

LEs avantages de l'inoculation faite avec le virus variolique humain, ne devraient plus être révoqués en doute; elle nous offre, lorsqu'elle est bien dirigée, un préservatif facile et assuré contre un des plus cruels fléaux qui affligent l'humanité : cependant en France, plus que dans les pays qui nous avoisinent, on redoute encore cette opération, et quelques mauvais suc- cès, qu'on doit uniquement attribuer à l'opéra- teur, ou à quelques incidens étrangers, font encore hésiter des parens timides, qui attendent avec anxiété les résultats d'une nouvelle manière d'inoculer, qui doit leur offrir apparemment plus de sûreté, plus de simplicité, et moins de dangers.

En attendant que nous puissions reconnaître

---

(1) En francisant ce nom, il conviendrait de dire *vachine*, du mot *vache*, plutôt que *vaccine*, du mot latin *vacca* : la chose cependant en elle est indifférente.

tous ces avantages dans l'inoculation par le moyen de la vachine, examinons les dangers et les désavantages de l'ancienne manière d'inoculer, afin de pouvoir juger des améliorations qu'on doit desirer de rencontrer dans la nouvelle.

Ce sera donc en réunissant un grand nombre de faits sur la première, qu'on saura ce qu'on devra desirer de mieux dans cette dernière; et quand les avantages de celle-ci auront été constatés sans partialité, par des faits réitérés, on sera à même de savoir à laquelle on devra donner la préférence.

On nous dira d'abord que la qualité du virus vachine, ne présente pas les dangers d'être imprégnés de quelqu'autre virus auquel l'homme est sujet.

Quoique je ne connaisse point d'exemple d'un virus étranger inoculé avec le virus variolique, celui-ci étant d'une nature particulière, rien de plus facile et de plus raisonnable que de se procurer du virus variolique d'un sujet sain : l'objection qu'on pourrait faire, qu'il peut exister dans ce sujet un virus caché, ne mérite pas grande considération; car tant que ce virus ne sera pas développé, il sera impossible qu'il puisse communiquer ses effets au virus variolique. Quant à la qualité de celui-ci, on peut facilement se convaincre si le sujet auquel on le prend, est attaqué d'une petite vérole confluante, ou maligne, ou bénigne.

D'ailleurs, où est la certitude que les vaches n'ont pas, comme les hommes, des miasmes morbifiques et des humeurs perçantes qui peuvent être également communiqués avec leur virus variolique?

Ainsi les avantages de la pureté du virus vachine se trouvent réduits à rien, et, dans tous les cas, seront bien contrebalancés, par la certitude que le virus variolique humain étant plus analogue à notre petite vérole, nous offrira en conséquence plusieurs degrés de probabilités de plus, d'avoir administré le vrai préservatif contre la petite vérole contagieuse, qui, jusqu'à présent, a toujours été considérée comme appartenante exclusivement à l'espèce humaine.

Quels peuvent donc être les autres avantages de l'inoculation vachine? et de quel accident doit-elle nous préserver, qui soit inévitable dans l'ancienne méthode?

J'avoue franchement que je ne vois aucun symptôme à la suite de notre inoculation, ordinaire, qui ne soit indispensable, et ne présentant aucun danger; mais toujours dans la supposition qu'elle soit bien dirigée.

Craindrait-on quelques légers mouvemens con-
vulsifs qui surviennent quelquefois à des enfans
qui ont le genre nerveux fort mobile, et irrita-
ble? Un praticien peut-il ignorer que la fièvre,
quelle qu'elle soit, qui survient à ces individus,
des légers mouvemens d'irritabilité, sont inévi-
tables, comme sans dangers. Au surplus, les
sectateurs de l'inoculation vachine sont déja con-
venus que cet accident était de même survenu
dans les inoculés par cette nouvelle méthode.

La fièvre est donc, dans l'une comme dans
l'autre méthode, indispensable; c'est elle qu'un
médecin éclairé sait augmenter ou modérer, en
la maintenant au point nécessaire pour opérer
une éruption complète : cette fièvre dure de 30 à
40 heures, pendant lesquelles les boutons parais-
sent, et ils augmentent, sans que l'individu en soit
fort incommodé ; et ce n'est que dans le cas d'une
éruption considérable, qu'il succède à la première
fièvre une seconde, qu'on doit nommer fièvre de
suppuration, alors non moins nécessaire que la
précédente, sans présenter plus d'inconvéniens :
après cette époque, il ne reste plus que d'attendre
tranquillement la chute des boutons, et l'opération est achevée.

Si l'on voulait supposer que la vachine donne
une petite vérole encore plus bénigne, et que le

(5)

nombre des boutons est moindre que dans l'inoculation ordinaire :

On répondrait facilement sur la bénignité des
symptômes ce que j'ai déja dit, que tous ceux
qui suivent l'inoculation sont indispensables pour
opérer le développement et l'expulsion du virus
variolique; cela est si vrai, que généralement,
lors de l'éruption, non - seulement on ne doit
pas arrêter le mouvement febrile, mais on doit,
le plus souvent encore l'exciter par des boissons
échauffantes, même quelquefois par de légers
cordiaux , afin d'augmenter l'action vitale, et
opérer une éruption des plus complètes : je le dis
ici en passant, c'est de cette conduite bien dirigée
que dépend le succès complet de l'inoculation :
quant au nombre des boutons, il dépend entiè-
rement de la disposition du sujet; car ce nombre
devra toujours être proportionné à la quantité de
matière variolique dont il peut être impregné;
de manière que si la vachine n'en faisait éclore
qu'une partie, ce serait une raison majeure d'ex-
clure cette méthode.

Quels peuvent donc être les avantages de l'inoculation vachine sur la manière ordinaire? On me
répondra peut-être, qu'en total, la nouvelle méthode présente moins de dangers.

Pour nous éclairer sur les dangers de l'inoculation ordinaire, et pour rassurer des parens timides ou trop peu réfléchis, je vais citer des faits qui, dans le temps, ont été publiés, et, par conséquent, doivent être regardés comme certains.

Dans les pays méridionaux, et particulièrement en Italie, la petite vérole ne règne que tous les cinq ou six ans; mais alors c'est une épidémie meurtrière, qui jette la consternation dans les familles, en enlevant un grand nombre d'enfans; de manière que les parens attendent le retour périodique de ce fléau avec les plus grandes angoisses : mais à présent que l'inoculation est généralement adoptée dans ces climats, ces sujets d'alarmes sont presque nuls.

L'année 1774 fut marquée par le retour de la petite vérole; j'étais alors chirurgien en chef de l'hôpital militaire d'Ajaccio, dans l'isle de Corse, où l'inoculation n'était presque point connue, car elle n'avait encore été que peu pratiquée, ou peut-être point du tout dans cette isle.

Sur le compte que je rendis au ministre de la guerre de cet événement, il me donna l'ordre de mettre l'inoculation en vogue; d'engager les habitans à soumettre leurs enfans à cette opération, de faire sur le tout un recueil d'observations exactes, tant sur le nombre des inoculés, que sur les effets que j'aurais obtenus, et de lui faire parvenir ledit recueil.

La terreur qu'inspirait aux habitans le retour de la petite vérole, fut sans doute une des premières causes que l'inoculation fut généralement adoptée, tant à Ajaccio que dans une bonne partie de l'isle. J'engageai les médecins, chirurgiens, tant français, qu'italiens ou grecs (1) de pratiquer l'inoculation, et de me communiquer leurs observations : nous faisions cette opération le plus souvent sans préparations et sans autres précautions que d'examiner si le sujet était bien portant; enfin, je parvins à faire une liste de plus de neuf cents inoculés, qui guérirent tous parfaitement, excepté une jeune fille de quinze à seize mois, à laquelle les premières dents n'avaient pas encore paru. Le médecin, à la sollicitation des parens, crût, malgré cet événement extraordinaire, pouvoir risquer l'inoculation, en quoi il fut très-blâmable; car il devait s'attendre que la fièvre d'éruption de la petite vérole ferait en même temps éclore le germe des dents; c'est effectivement ce qui arriva : l'enfant qui était chétif ne put soutenir ce double effort de la nature, et il

––––––––––––––––––––––––––––––––––––

(1) On sait qu'il y a une colonie greque dans la ville d'Ajaccio.

succomba huit ou dix jours après l'éruption , à la suite d'une diarrhée qu'il ne fut pas possible d'arrêter.

Malgré cet événement malheureux qui, comme l'on voit , doit plutôt être attribué à l'opérateur qu'à l'opération , les habitans eurent à se féliciter d'avoir adopté l'inoculation avec enthousiasme; car je leur démontrai, par les registres mortuaires de la paroisse, que tous les cinq à six ans il mourait de deux cent soixante à trois cents enfans , ce qui ne pouvait avoir eu lieu que par le retour de la petite vérole, qui, comme nous l'avons vu, exerçait ses ravages à ces mêmes époques; à celle-ci ce même registre mortuaire ne portait que trente-deux enfans de morts, dont sans doute la grande majorité par la petite vérole contagieuse; ces individus n'ayant pas été inoculés , soit par négligence ou mauvaise volonté de leurs parens; (le curé, sans blâmer une opération qui lui enlevait une portion de son revenu, ne trouva cependant pas hors de propos de s'adresser à l'intendant pour obtenir une indemnité.)

Je demande à présent si la vachine peut nous offrir un préservatif contre la petite vérole, plus simple , plus assuré et moins dangereux. Qu'on ne dise pas que les dangers sont plus grands, dans le nord que dans le midi; les préparatifs dans ces premiers climats seront d'une nécessité plus absolue, et le traitement, au moment de l'éruption, exigera plus d'attention ; mais les dangers, s'il y en avait, seraient les mêmes dans l'une et l'autre méthode ; et pour m'expliquer franchement à ce sujet, je dirai, l'inoculation ordinaire étant bien dirigée, que le danger est nul. A l'appui de cette assertion, je citerai encore un fait, le voici : sur le grand nombre d'individus dont j'ai dirigé l'inoculation et que j'ai inoculés moi-même, je le dis avec satisfaction, je n'ai pas eu à regretter la perte d'un seul ; et je suis tellement convaincu que ces succès doivent constamment être les mêmes, que si je me trompais une seule fois dans ce calcul, par le seul fait de l'inoculation, je prends ici l'engagement le plus formel, que jamais cette opération ne serait pratiquée par moi.

Nous avons donc vu que tous les symptômes qui suivent l'inoculation bien dirigée, sont indispensables pour détruire le germe variolique avec lequel nous naissons, et que s'il y a eu quelques malheureuses victimes de l'inoculation, ces événemens doivent plutôt être attribués à l'ignorance ou à quelqu'autre incident étranger à l'opération.

Dans l'inoculation vachine, dira-t'on qu'on peut commettre impunément de ces fautes, qui sont venues à ma connaissance, soit en donnant des boissons froides , telles que bouillon de veau ou aux herbes, ou orgeat , ou petit-lait, etc. ou si sous prétexte de renouveller l'air on peut sans plus de dangers arracher impitoyablement le malade de son lit , pendant les trente ou quarante heures dont la nature a besoin pour opérer , par le moyen d'une transpiration salutaire , l'éruption des boutons varioliques ; si, dis-je, dans l'inoculation vachine on peut, sans inconvénient, commettre ces fautes grossières , ou autres inepties, et qu'on soit en même temps préservé pour l'avenir de la petite vérole et des mauvaises suites qui surviennent aux inoculations mal dirigées , qu'on se hâte d'adopter cette nouvelle méthode , elle conservera bien des individus précieux à la société , et nous n'aurons plus à pleurer des victimes de l'esprit systématique et de l'ignorance.

Mais avouons de bonne-foi qu'il serait absurde d'espérer toutes ces merveilles de l'inoculation vachine ; craignons plutôt de retarder l'adoption de l'inoculation ordinaire, dont les bienfaits ne sauraient conquérir trop de prosélytes. Craignons de nous préparer des regrets, sur des pertes qui seraient irréparables, comme il arrive communément lorsqu'il est question d'introduire quelques nouveautés dans l'art médical, sur lesquels des vrais médecins sont toujours très-circonspects : ne nous laissons pas aller à l'enthousiasme que les nouveautés inspirent, sentiment très-commun aux Anglais, chez qui la vachine a été découverte, peut-être dans une intention bien louable; celui d'être utile à l'humanité. Que ce même sentiment sublime ne nous entraîne point au-delà de la réalité, dans la crainte d'avoir abandonné un moyen simple et certain, pour en adopter un qui aura moins d'avantages, et peût-être beaucoup plus d'inconvéniens.

Cependant, pour ne pas nous priver des améliorations certaines qu'on peut faire dans l'art de guérir, examinons long-temps et sans préjugés les nouveaux moyens de salut qu'on nous offrira ; mais dans le cas dont il s'agit, ne perdons pas de vue que pour détruire le germe d'une maladie avec lequel nous naissons, il est indispensable de le faire éclore et l'expulser de notre corps ; que cette opération ne peut se faire que par le moyen des symptômes qui suivent l'inoculation ordinaire, qui seront toujours sans dangers lorsque cette opération salutaire sera bien dirigée.

F I N.

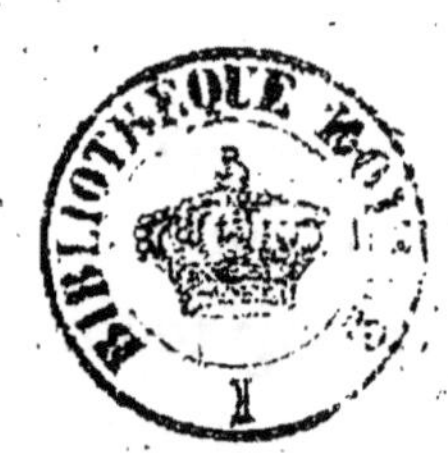
BIBLIOTHÈQUE ROYALE

www.ingramcontent.com/pod-product-compliance
Lightning Source LLC
LaVergne TN
LVHW052330060726
842524LV00018B/2909